CARDIOPATHIE

DE LA MÉNOPAUSE

PAR

E. CLÉMENT

Médecin des hôpitaux de Lyon,
Membre de la Société nationale de médecine,
et de la Société des sciences médicales,
Membre correspondant de la Société de médecine légale de France,
Officier d'Académie.

Lu à la Société nationale de Médecine de Lyon.

PARIS

G. MASSON, ÉDITEUR

LIBRAIRE DE L'ACADÉMIE DE MÉDECINE

Boulevard Saint-Germain, 120, et rue de l'Éperon.

1884

CARDIOPATHIE

DE LA MÉNOPAUSE

PAR

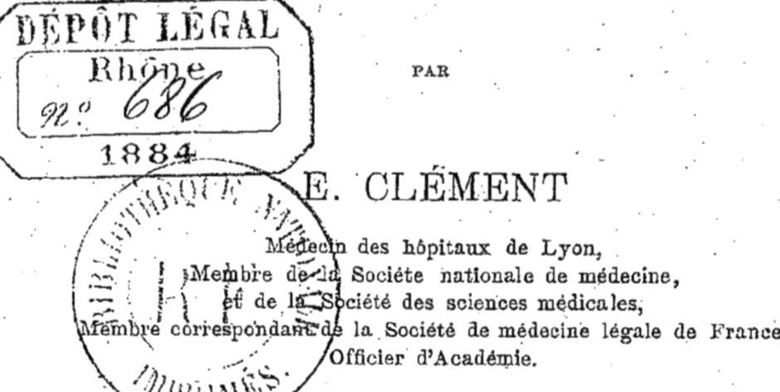

E. CLÉMENT

Médecin des hôpitaux de Lyon,
Membre de la Société nationale de médecine,
et de la Société des sciences médicales,
Membre correspondant de la Société de médecine légale de France,
Officier d'Académie.

Lu à la Société nationale de Médecine de Lyon.

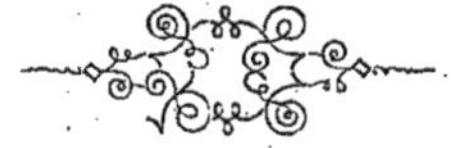

PARIS

G. MASSON, ÉDITEUR

LIBRAIRE DE L'ACADÉMIE DE MÉDECINE
Boulevard Saint-Germain, 120, et rue de l'Éperon.

1884

CARDIOPATHIE DE LA MÉNOPAUSE

On sait quel rôle considérable les anciens attribuaient à la ménopause dans la genèse des maladies, dont les femmes arrivées à l'âge de retour peuvent être atteintes. Les écrits qu'ils nous ont laissés contiennent, sur ce point de pathologie, une exubérance de documents qui contraste avec la pénurie ou même l'absence de travaux modernes sur le même sujet.

En effet, qui donc de nos jours, à part les auteurs de dictionnaires, contraints d'obéir aux exigences de l'ordre alphabétique; à part les gynécologistes, dont le sens médical n'a pas été trop émoussé par la recherche assidue de la lésion locale, qui donc se ferait fort d'écrire, je ne dis pas un livre, mais un simple chapitre sur la pathologie générale de cette période de la vie de la femme ? Ouvrez un traité classique, certes vous y trouverez mentionnés souvent, au nombre des causes de la maladie décrite, « la ménopause » et son fidèle accolyte « ou la suppression d'un flux habituel »; mais vous n'y trouverez rien de plus que cette mention banale, dernier sacrifice fait aux traditions du passé.

A quoi attribuer la divergence sur ce point de doctrine entre la vieille et la nouvelle école ? N'y a-t-il donc rien de fondé dans cette opinion si longtemps accréditée, que l'âge de retour prédispose la femme à certaines maladies? Devons-nous ranger au nombre des préjugés le sentiment si répandu que cet âge est critique pour la femme ? En général, gardons-nous de traiter avec dédain les croyances médicales qui sont aussi profondément enracinées dans l'esprit des masses. Presque toujours elles ont un fond de vérité, car elles sont pour la plupart les échos lointains des doctrines des anciens maîtres de la médecine, transmis de siècle en siècle : témoin la contagion de la tuberculose, qui, admise par les gens du monde quand les médecins la niaient, est redevenue dans ces dernières années une vérité démontrée.

Nos prédécesseurs, je l'avoue, ont forcé la note et trop assombri le tableau des dangers qui menacent la femme à cette période de l'existence. Une réaction s'en est suivie, et, comme cela se voit d'ordinaire, dépassant la mesure, a porté les modernes d'un extrême à l'autre. C'est vers le milieu de notre siècle que ce revirement de l'opinion s'est opéré, c'est donc à partir de ce moment que les publications sur les accidents et les maladies de l'âge critique sont devenues de plus en plus rares et même ont cessé de paraître.

Gagné comme les autres par le scepticisme moderne, quand je fus en présence de faits pathologiques de cette nature, j'hésitai longtemps à les rapporter à leur véritable cause. A la fin, ébranlé par l'évidence de nouveaux faits soumis à mon observation, mais craignant encore de m'engager dans une voie trompeuse, j'ai tenu à me rendre compte de quelle manière s'était rompu le fil de la tradition et à m'assurer si son abandon était justifié par des travaux et des arguments sans réplique.

Je n'eus pas de peine à reconnaître que les auteurs, qui ont le plus contribué à amener ce changement dans les idées, n'avaient envisagé qu'un côté du problème. Au lieu de rechercher quelle était l'influence de la ménopause sur la santé générale de la femme, ils n'ont eu pour objectif que son rôle présumé dans la genèse des affections organiques de l'appareil sexuel. Je fais ici allusion aux statistiques fournies par Mme Boivin, par Leudet, Lisfranc, Malgaigne, Scanzoni, Saucerotte, qui tendent à démontrer que les maladies de l'utérus ne sont pas plus fréquentes à l'âge de retour qu'aux autres époques de la vie. Il résulterait même d'une statistique de Leudet que la mortalité des femmes n'est pas plus forte de 40 à 50 ans qu'elle ne l'est chez les hommes du même âge , qu'elle ne l'est chez les femmes elles-mêmes de 20 à 30 ans.

Voilà en quoi se résument les travaux qui, depuis quarante ans, ont fait perdre de son crédit à l'opinion ancienne. Comme je n'ai pas de documents nouveaux et plus précis à leur opposer, je me garderai bien d'en contester la valeur. Je ferai simplement observer que ces statistiques portent sur des nombres relativement très faibles et que les conclusions qu'on en a tirées manquent ainsi de certitude.

Mais encore une fois, ce n'est pas de cette façon qu'on devait aborder le problème. Admettons comme démontré que les maladies de l'utérus ne soient pas plus fréquentes, admettons même que le taux de la mortalité ne soit pas plus élevé à l'âge de retour, il ne s'ensuit pas nécessairement que la ménopause n'exerce aucune influence fâcheuse sur la santé. Elle peut provoquer des lésions siégeant ailleurs que dans l'appareil sexuel, elle peut faire naître telles maladies qui, n'amenant pas la mort, n'entrent pas en ligne de compte dans les statistiques mentionnées. C'est une opinion analogue à la mienne que je trouve formulée par des hommes de grande autorité : « S'il est vrai, disent MM. Depaul et Guéniot, que la femme à l'âge critique ne court pas des dangers de mort exceptionnels, il ne l'est pas moins que cette époque marque souvent chez elle le début de diverses affections généralement exemptes de gravité (1). »

De l'examen des travaux qui furent le point de départ des tendances actuelles, j'acquis la conviction que, si l'opinion des anciens était exagérée, personne n'avait encore prouvé qu'elle fût absolument fausse. Dès lors, mes derniers doutes s'évanouirent et je me sentis plus libre pour rapporter à la ménopause les accidents dont j'étais témoin.

Dans ces dernières années, j'ai eu l'occasion de voir se développer chez plusieurs malades un ensemble de troubles morbides si exactement semblables, qu'il était impossible,

---

(1) Article MENSTRUATION, in *Dictionnaire encyclopéd. des sciences médicales.*

de ne pas les rattacher à une même cause; or ces malades n'offraient qu'une seule particularité commune, celle d'être arrivées à la ménopause. Ces faits, bien qu'en petit nombre encore, se divisent en deux groupes.

Dans le premier, je range les cas où les sujets offraient tous les symptômes d'une perturbation profonde de la fonction cardiaque, sans présenter jamais les signes physiques d'auscultation d'une lésion valvulaire. C'est à cet ordre de faits que je donne le nom de *cardiopathie de la ménopause*.

La seconde catégorie comprend, au contraire, des cas où les signes physiques d'une lésion valvulaire sont évidents, mais qui se relient aux précédents en ce que les troubles fonctionnels apparaissent pour la première fois à la période de la ménopause et, à mon avis, sous l'influence directe de celle-ci.

Les faits de la première série sont de beaucoup les plus intéressants et les plus probants, ce sont eux seuls que j'ai en vue dans ce travail. Je n'en possède que quatre observations (1) ; mais comme il n'y a que trois ans que mon attention est attirée sur les faits de cette nature, je suis porté à croire qu'ils sont assez fréquents.

Appuyé sur un si petit nombre d'observations, je ne prétends pas donner de l'affection un tableau complet et sans retouche possible, mais simplement exposer ce que j'ai vu. Comme, d'autre part, ces faits ont présenté la plus étroite ressemblance entre eux, il me sera facile de les réunir dans une description commune, sans nuire à l'exactitude.

---

(1) Je pourrais à la rigueur y ajouter un cinquième cas, concernant une femme de 46 ans, qui à la suite d'une première irrégularité des règles a été prise de troubles cardiaques. Le début des accidents à la ménopause, la nature des troubles fonctionnels, la marche de la maladie, tout rattache ce fait au premier groupe. Mais, comme on constate à la pointe un souffle systolique doux, intermittent, c'est à-dire survenant toutes les trois ou quatre systoles, on est en droit d'admettre dans ce cas une lésion valvulaire.

ÉTIOLOGIE. — DESCRIPTION.

L'âge des malades que j'ai observées variait de 46 à 50 ans. Je n'ai relevé dans leurs antécédents personnels ou héréditaires aucune particularité saillante. Toutes étaient des femmes bien constituées, robustes, se livrant aux travaux du ménage ou à des travaux manuels, mais n'ayant jamais eu à supporter de fatigues excessives, capables d'amener un surmenage du cœur. L'une d'elles n'avait pas eu de grossesse, les autres avaient un ou plusieurs enfants. Ces femmes n'ont jamais présenté de manifestation hystérique, ni même de prédisposition marquée au nervosisme. Ai-je besoin d'ajouter qu'elles n'avaient jamais souffert de rhumatisme, ni de troubles de la fonction cardiaque.

Dans tous les cas, les accidents se sont montrés à une époque où les règles persistaient encore, mais étaient déjà devenues irrégulières, soit dans la date de leur apparition, soit par une abondance anormale de l'écoulement. C'est habituellement à l'occasion d'une période menstruelle qu'on les voit éclater pour la première fois, ou redoubler d'intensité quand la maladie est établie.

Celle-ci n'apparaît pas d'emblée avec tout son cortège de symptômes (1); pendant un espace de temps indéterminé, qui peut durer deux ou trois mois, les femmes sont en proie à des malaises vagues, indéfinis. Leurs forces diminuent, elles résistent moins à la fatigue et éprouvent une sorte d'alanguissement général, puis elles deviennent sujettes à des palpitations : c'est le commencement de la série des troubles cardiaques.

Mais, me dira-t-on, ce sont là des faits d'observation vulgaire. Quel médecin n'a pas été maintes fois le confident de malades à l'âge de retour, qui, souffrant de palpitations, redoutaient les atteintes d'une maladie du cœur ? Est-il donc

(1) D'après ce que j'ai observé, il n'en serait pas de même chez les malades de la deuxième catégorie, c'est-à-dire chez celles qui ont probablement une lésion valvulaire préexistante. J'ai actuellement dans mon

besoin de décrire sous une dénomination spéciale des faits d'un ordre aussi banal ? Cela est si peu dans ma pensée, que je ne mettrai pas à l'actif de l'affection qui nous occupe, même comme en formant le premier degré, les cas où tout se borne à ces simples accidents. Ils se rencontrent si souvent chez la femme à toutes les périodes de la vie, qu'ils n'ont, en effet, rien de caractéristique, ni rien de spécial à la ménopause. Comme ils s'observent plus fréquemment au début et à la fin de la menstruation, cela montre cependant combien l'innervation cardiaque est facilement influencée par cet acte physiologique. Nous réserverons donc le nom de *cardiopathie de la ménopause* aux cas où la maladie suit la marche progressive que nous allons décrire.

Disons tout de suite que l'évolution de la maladie, tout en étant progressive, est toujours interrompue par des périodes de rémission plus ou moins longues, mais à chaque reprise les accidents cardiaques acquièrent une intensité nouvelle. Aux palpitations s'ajoutent bientôt des lipothymies, de l'angoisse et de l'essoufflement dans la marche rapide. Les malades n'éprouvent absolument aucune gêne respiratoire au repos, dans la position assise ou horizontale ; mais leur sommeil est souvent troublé par des accès de palpitations et par un vif sentiment d'angoisse précordiale. A un degré plus avancé, la respiration, qui reste calme pendant le repos, devient oppressée au moindre mouvement : il suffit aux malades de monter dans leur lit ou même d'élever les bras pour être en proie à une violente dyspnée, qui disparaît aussitôt qu'elles restent immobiles. Enfin, il arrive un moment où tous ces symptômes, angoisse précordiale, palpitations, dyspnée deviennent pour ainsi dire permanents, sauf dans la position assise, où ils perdent beaucoup de leur violence. Les patientes sont alors en proie à un véritable accès d'asystolie,

service une malade de ce genre. Bien portante jusqu'au mois de juillet 1883, elle fut prise dans le courant de ce mois de métrorrhagies qui se renouvelèrent trois fois. Presque aussitôt éclatèrent tous les troubles cardiaques d'un accès d'asystolie.

qui peut persister plusieurs jours de suite. Il faut noter que, malgré le sentiment d'oppression qu'elles éprouvent, la respiration se fait sans effort et sans bruit; le rhythme respiratoire est accéléré, mais l'air circule librement dans la poitrine.

Un autre phénomène, qui me paraît aussi constant que les palpitations et la dyspnée, c'est une sensation de défaillance qui va parfois jusqu'à la syncope. Une de mes malades eut à deux reprises une syncope avec chute, perte de connaissance et refroidissement général.

Ainsi qu'on en peut juger d'après cette description, le tableau de l'affection représente celui d'une maladie organique du cœur, mais nous allons voir les dissemblances se dessiner. L'examen de cet organe ne donne presque que des signes négatifs. L'impulsion cardiaque est un peu exagérée ; le rhythme est tantôt régulier, tantôt inégal, sans rémissions. Les claquements valvulaires sont nets, sans dédoublement, sans bruit anormal ; le premier est plutôt fort que faible. Y a-t-il une dilatation des ventricules ? La percussion ne m'a pas donné de résultats bien précis ; je n'ai pas constaté d'accroissement des diamètres de l'organe, ni de déplacement de la pointe. Je n'ai observé ni gonflement des jugulaires, ni pouls veineux ; mais dans certains cas, il y avait des battements épigastriques peu intenses et s'accompagnant de ce sentiment de tension et de douleur à l'épigastre, si fréquent chez les cardiaques et les emphysémateux. On peut, à la rigueur, attribuer ces signes à un faible degré de dilatation du ventricule droit.

Le symptôme qui frappe le plus vivement dans l'examen du cœur, on peut même dire que c'est le seul signe physique positif que l'on constate, c'est la fréquence extrême des battements : le pouls, qui d'ailleurs est faible, un peu inégal, marque souvent 150 à 160 pulsations.

Dans les premiers temps de la maladie, malgré la violence des accès d'asystolie, il n'y a pas d'œdème des membres inférieurs. Ce n'est qu'après trois ou quatre atteintes semblables qu'il apparaît autour des malléoles. Quelle que soit la

durée de la maladie, il reste toujours très limité et peu pro-
noncé ; je ne l'ai jamais vu dépasser le tiers inférieur de la
jambe. Chez deux de mes malades, je l'ai vu envahir les parois abdominales, à la région hypogastrique, alors qu'il exis-
tait à peine autour des malléoles. C'est là un fait curieux,
digne d'attention et qui semble être l'indice d'un trouble
spécial de la circulation périphérique. Ces malades, en effet,
se plaignaient vivement de pesanteur, de tension et d'engourdissement dans cette région, bien avant l'apparition de
l'œdème.

Quelle que soit l'intensité des troubles fonctionnels du
cœur, l'affection semble ne pas retentir sur le poumon (1) ;
je n'ai jamais constaté de signes de catarrhe bronchique, de
stase ou de congestion pulmonaires, même au plus fort de la
maladie.

Nous avons vu déjà que dans le calme et l'immobilité les malades n'éprouvent pas d'oppression. Cette particularité s'observe également dans les lésions valvulaires du cœur, tant
qu'il n'y pas de complications pulmonaires, mais tôt ou tard il
se produit des troubles de la petite circulation, qui amènent
à leur suite de la toux et une dyspnée permanente. Il n'en est
pas ainsi chez nos malades ; même dans la période où la maladie est arrivée à son plus haut degré d'intensité, même
dans les accès de dyspnée, la pénétration de l'air dans la poitrine se fait librement, sans effort, sans bruit trachéal ; le
rhythme respiratoire est seulement accéléré, comme le
rhythme du cœur. La dyspnée est donc exclusivement d'origine cardiaque.

Les troubles de la circulation périphérique méritent de
nous arrêter un instant. Il ne paraît pas y avoir de stase
veineuse comme dans les lésions valvulaires ; on ne constate
pas de cyanose, ni de dilatation veineuse, même dans les

---

(1) Une de mes malades fut atteinte dans une période de rémission
d'une pneumonie fibrineuse qui évolua sans incident. Peu de jours après
la défervescence, tous les signes anormaux pulmonaires disparurent, la
résolution fut donc complète et rapide.

paroxysmes dyspnéiques. Quant à l'infiltration des téguments, elle est tardive et très restreinte. Les sujets se plaignent d'une sensation de froid, surtout dans les extrémités, qui sont en réalité refroidies, pâles, mais non livides. On dirait que les vaso-constricteurs sont excités et qu'il y a un spasme général des artérioles. Ce spasme artériel doit amener un ralentissement du cours du sang, qui contribue à faire naître le léger œdème qu'on observe à la longue autour des malléoles. Comment s'expliquer autrement l'infiltration des parois abdominales limitée à la région hypogastrique, qui apparaît à un moment où les malléoles sont à peine œdématiées? Le sentiment de tension, d'engourdissement qui précède cet œdème local, ne semble-t-il pas indiquer des troubles vaso-moteurs préexistants de cette région ?

Chez toutes nos malades, on était d'autant plus frappé de la décoloration de la face, qu'il s'agissait de femmes au teint habituellement coloré. Est-ce à l'anémie seule, ou à un spasme vasculaire s'ajoutant à l'anémie, qu'il faut attribuer cette pâleur ? Chez une de mes malades, l'anémie était manifeste et provenait de l'abondance anormale des pertes utérines pendant plusieurs mois avant l'apparition des troubles cardiaques ; mais je l'ai constatée, presque à un égal degré, chez les autres sujets qui n'avaient pas eu des métrorrhagies, et même qui n'avaient pas eu leurs règles depuis plusieurs mois. Dans aucun cas, d'ailleurs, je n'ai observé cette anémie profonde que l'on voit survenir à la suite d'abondantes hémorrhagies. Quant à préciser le degré du dépérissement général et de l'olighémie, comme je n'ai pas fait la numération des globules, je ne puis que traduire mes impressions. En prenant pour terme de comparaison la chlorose vulgaire, je puis dire qu'aucune de mes malades n'a présenté un degré d'anémie égal à celui qu'on observe dans les cas moyens de cette affection. Toutes, en effet, surtout dans les premiers temps de la maladie, aussitôt que les troubles cardiaques avaient disparu par le traitement, reprenaient leurs occupations et faisaient preuve dans cette période de rémission de plus d'activité et de force que ne peuvent le faire les chlorotiques. Il m'a semblé, en d'autres termes, que la pâleur de la face était plus marquée qu'elle ne l'est chez bien des valétudinaires plus faibles et plus anémiés, en réalité, que ces malades. Cette décoloration me paraît donc tenir, en partie, du moins, à une constriction des vaso-moteurs du visage, analogue à celle que nous avons notée dans les membres. Si j'insiste autant sur ces détails, qui peuvent sembler oiseux, c'est que ces troubles vaso-moteurs jouent, à mon avis, un rôle important dans la pathogénie de l'affection.

Pour terminer la symptomatologie de cette affection il me reste à parler de l'excrétion urinaire. Elle est en général assez abondante, et dans aucun cas je ne l'ai vue former ces urines rares, foncées, sédimenteuses, si caractéristiques dans les maladies organiques du cœur. Ce n'est qu'au plus fort des accès de dyspnée que la quantité d'urine diminue notablement, quelquefois au point de se troubler par le refroidissement. Par l'acide nitrique elle peut donner un précipité d'urates, et par la chaleur, un précipité de phosphates, mais je n'y ai jamais trouvé d'albumine.

MARCHE. — DURÉE. — TERMINAISON.

La marche de l'affection est très remarquable et se compose d'une série d'accès séparés par des périodes de rémission presque complète. Sous l'influence du repos et du traitement, les palpitations et l'oppression cessent, le pouls se ralentit et l'œdème s'efface. Survient alors une période de calme, pendant laquelle les malades peuvent vaquer à leurs occupations et n'éprouvent plus d'autre malaise qu'un peu de faiblesse générale. Dans les premiers temps, ces rémissions persistent un ou deux mois; dans la suite, elles sont plus courtes, tandis que les paroxysmes deviennent plus longs à mesure qu'ils sont plus rapprochés. Ceux-ci se prolongent pendant sept à huit jours; peut-être dureraient-ils davantage sans l'intervention médicale. C'est le plus ordinairement à l'occasion d'une époque menstruelle qu'ils se reproduisent:

lés palpitations ouvrent la scène, puis on voit se dérouler toute la série des faits que nous avons décrits.

Ces périodes paroxystiques se répètent un nombre indéterminé de fois. J'ai pu suivre des malades pendant plus de deux ans, tandis qu'une d'entre elles fut complètement guérie au bout de cinq à six mois. Les premières rémissions sont si marquées, que les femmes se croient rétablies et qu'on a de la peine à les persuader qu'elles doivent s'abstenir de tout travail et de tout effort. Ce n'est qu'à la longue que, rendues plus circonspectes par les rechutes réitérées, elles consentent à ménager leurs forces.

La répétition des paroxysmes, à des époques de plus en plus rapprochées, jette les malades dans un abattement physique et moral des plus profonds. Les fonctions digestives s'altèrent, l'appétit se perd et les forces s'en vont. La violence des accès, l'apparition de l'œdème, l'affaiblissement, tout porte à craindre un dénoûment fatal. L'existence est évidemment menacée, et cependant, à en juger par les faits que j'ai observés, cette terminaison ne serait pas à redouter : trois de mes malades ont guéri. J'ai perdu de vue la quatrième.

Le rétablissement se fait lentement de la façon suivante : Les rémissions deviennent plus longues et les paroxysmes plus courts et moins intenses. Pendant les derniers redoublements, les troubles fonctionnels perdent de leur gravité et cèdent encore plus facilement à la médication. Enfin ce n'est plus qu'à de longs intervalles et à la suite d'une fatigue, d'un coup de froid, d'une émotion vive, que l'on voit apparaître de nouveau un peu de dyspnée et quelques palpitations. Deux de mes malades, depuis près d'un an, n'ont éprouvé aucun malaise et ont repris un genre de vie normal (1).

---

(1) L'une est retirée à la campagne et s'y livre à divers travaux ; l'autre vient de monter une maison meublée dans une station d'eaux.

NATURE DE LA MALADIE. — HISTORIQUE.

L'affection que nous venons de décrire se rattache évidemment aux maladies du cœur par l'ensemble de ses caractères ; mais l'absence de bruit anormal à l'auscultation, sa tendance à la guérison doivent la faire ranger dans le groupe, si bien étudié par G. Sée, des *formes fonctionnelles* des maladies du cœur (1). Comme je n'ai relevé, dans les antécédents des malades, aucune des conditions étiologiques ordinaires des affections cardiaques, et comme, d'autre part, j'ai vu les accidents débuter ou augmenter d'intensité au moment des époques menstruelles, et cela chez des femmes habituellement bien portantes mais arrivées à la période de la suppression physiologique des règles, j'ai pensé que celle-ci en était la cause prochaine et je lui ai donné le nom de *cardiopathie de la ménopause.*

J'ai été fort surpris de n'en trouver aucune mention dans les auteurs, même dans ceux qui ont écrit de gros volumes sur les maladies de l'âge de retour. Pour expliquer ce silence, on peut admettre qu'à l'époque où ces ouvrages ont paru, nos connaissances sur les maladies du cœur étaient presque nulles, et que les cliniciens englobaient les faits de cette nature dans l'histoire de l'asthme et de l'hydropisie. Or, même en consultant ces chapitres, je n'ai rien trouvé qui se rapportât à cette affection.

Portal dit que les femmes sont sujettes aux hydropisies après le temps critique et que ces maladies sont alors difficiles à vaincre. « Elles sont incurables s'il y a quelque vice d'organisation dans la matrice ou les ovaires. » Mais il ne mentionne ni la dyspnée, ni les troubles cardiaques.

Breschet, dans sa dissertation inaugurale sur les hydropisies actives, cite une observation survenue chez une femme de 54 ans à la suite de troubles névropathiques ; il ne signale

______

(1) G. Sée, *loc. citato,* chap. IV, page 105.

aucun symptôme qui puisse faire songer à une cardiopathie.

Pour éviter une énumération fastidieuse, je puis dire qu'aucun des historiens de la pathologie de l'âge critique, que j'ai pu consulter, ne parle des maladies du cœur, et je me contenterai de donner en note, au bas de la page, l'indication de leurs ouvrages (1).

J'en étais là de mes recherches, à la fois désappointé et satisfait du silence des auteurs, quand, feuilletant par acquit de conscience le Traité de Williams Stokes, je suis tombé inopinément sur ce paragraphe :

« Il est une forme particulière de palpitations hystériques, succédant, chez les femmes, à la cessation physiologique des fonctions utérines. Cette forme morbide peut avoir une durée très prolongée ; elle succède plus souvent à des impressions morales qu'à des fatigues physiques. J'ai vu les accès de la maladie reparaître pendant plus de deux années. Ces palpi-

(1) 1 E.-D. Ménissier, de Lyon, *Considérations générales sur quelques maladies qui affectent les femmes à l'âge critique.* Th. Paris, 1808.

2 L.-Ferdinand Lataud, *Dissertation sur la menstruation.* Th. Strasbourg, 1809.

3 L.-Joseph Windrif, *Essai sur les phénomènes de l'âge critique, sur les principaux accidents que l'on remarque à cette époque.* Th. Strasbourg, 1811.

4 Gardanne, *De la ménopause.* Paris, 1821.

5 Jeannin, *De l'âge de retour des femmes.* Th. Strasbourg, 1830.

6 D'Huc, *Le médecin des femmes.* Paris, 1841.

7 E. Auber, *Hygiène des femmes nerveuses.* Paris, 1841.

8 E. Mathieu, *Études cliniques sur les maladies des femmes, appliquées aux affections nerveuses et utérines.* Paris, 1847.

9 Menville, *Histoire médicale et philosophique de la femme.* 3 vol. (dont un commencé à la période de la ménopause). Paris, 1845.

Je n'ai pas pu consulter les ouvrages suivants :

Gayetant, *Médecin de l'âge de retour.*

Fathergill, *Conseils aux femmes de 45 à 50 ans.* Traduction de Petit Radel.

Saucerotte, *Nouveaux conseils aux femmes sur l'âge prétendu critique.*

Il est à présumer que ces ouvrages ne contiennent rien concernant les maladies du cœur, car ceux que j'ai lus, leur étant postérieurs, en auraient fait mention.

tations se montrent sous forme d'accès, caractérisés par des battements précipités du cœur, par un sentiment de plénitude du cou et de la poitrine, et par une anxiété très grande, avec prostration morale. Entre les accès, le cœur et les artères fonctionnent d'une façon parfaitement naturelle. Dans un cas de cette espèce, la disparition de l'écoulement menstruel avait eu lieu subitement, chez une femme âgée de cinquante ans, et qui, jusque-là, s'était toujours bien portée et n'avait présenté aucun accident hystérique » (1).

Il n'est pas douteux que W. Stokes avait observé des cas se rapprochant de ceux que j'ai relatés, mais d'une intensité moindre, car il ne mentionne ni la dyspnée, ni l'œdème, c'est-à-dire les deux signes qui peuvent le mieux faire confondre ces faits avec une maladie organique du cœur. Je ne m'en crois pas moins admis à me couvrir de l'autorité du professeur de Dublin et à placer sous son patronage l'affection à laquelle j'ai donné le nom de cardiopathie de la ménopause et que cet auteur a entrevue.

PHYSIOLOGIE PATHOLOGIQUE.

Il nous reste à examiner par quel mécanisme la suppression physiologique de la menstruation donne naissance à cette affection. Ici, j'en conviens, nous quittons le terrain solide de l'observation, de la clinique, pour nous lancer dans des explications à divers degrés hypothétiques et contestables. Il ne faut donc voir dans cette partie de mon travail qu'une tentative consciencieuse de satisfaire à ce désir si naturel, que nous éprouvons tous, de nous éclairer sur l'enchaînement des phénomènes que nous observons.

Prenons pour point de départ de cette recherche les symptômes dominants. Ce sont des troubles de l'innervation cardiaque, consistant en deux phénomènes : une *sensation subjective,* les palpitations ; et une *modification du rhythme,*

(1) Williams Stokes, *Traité des maladies du cœur et de l'aorte.* Traduction de Sénac, 1884, p. 531.

l'ACCÉLÉRATION des BATTEMENTS. Le premier, par sa nature subjective, échappe à la méthode expérimentale, tandis que le second est susceptible d'être produit à volonté chez les animaux. Mais chez l'homme l'accélération cardiaque s'accompagne presque toujours de palpitations, et *vice versâ*. Ces deux phénomènes sont donc connexes, et on peut les confondre dans une étude commune.

Que nous enseigne la physiologie ? Un fait précis, certain : *l'accélération cardiaque a lieu toutes les fois que le système d'arrêt* (pneumogastrique dans la moelle ou dans le cœur) *est paralysé ;* et un fait plus discuté, mais qui paraît désormais acquis : *elle peut naître par excitation du grand sympathique, nerf accélérateur du cœur.*

Les conditions cliniques où s'observent les palpitations et l'accélération cardiaque, sont pour la plupart bien connues, mais elles sont en général si complexes, qu'il doit être rare de les voir agir isolément sur l'un ou l'autre système. A part les cas où il y a une lésion manifeste sur le trajet du pneumogastrique, à part certains faits d'intoxication, le clinicien n'est jamais dans des conditions le moins du monde comparables à celles du physiologiste, qui vient, par exemple, de sectionner le pneumogastrique de son sujet. Il serait donc à souhaiter qu'il eût à son service des signes précis, qui lui permissent de distinguer l'accélération cardiaque due à une paralysie des nerfs d'arrêt, de celle qui est due à une excitation du grand sympathique. Ces signes existent-ils ? Quelle est leur valeur ? quel est leur degré de précision ?

La plupart des auteurs ont mis l'accélération cardiaque sur le compte de la paralysie des nerfs d'arrêt ; nous examinerons donc en premier lieu les signes qu'ils lui attribuent. Parlant de ce qui se passe après la section du pneumogastrique, G. Sée dit : « Non seulement il se produit une accélération énorme des battements du cœur, mais ceux-ci deviennent tremblotants, inégaux (1) et un peu moins énergiques qu'à l'état normal. De plus, un phénomène sur lequel tous les

______

(1) Il y a, en réalité, *accélération et régularisation* des battements du

observateurs sont unanimes, c'est l'excessive *anxiété* qui se
produit alors. Tous les animaux qui ont subi cette opération
deviennent anxieux et tristes » (1). D'après le professeur de
Paris, ce sentiment d'anxiété serait un des caractères de la
palpitation paralytique.

Je ne pense pas que ce caractère puisse permettre de distinguer l'un de l'autre les deux ordres de palpitations. Il
leur serait commun, si je m'en rapporte aux données fournies par la psychiâtrie. Les aliénistes admettent, en effet,
que la mélancolie, où l'angoisse est constante, est caractérisée
par une excitation de tout le système sympathique. Elle se
traduit par un ralentissement du processus de nutrition, dont
le grand sympathique est le nerf frénateur d'après les travaux de Cl. Bernard ; par des troubles de la calorification et
de la circulation périphériques ; et enfin, d'après Wolf (2),
par une modification du rhythme cardiaque conduisant à un
pulsus celer à tricrotisme exagéré. Ce dernier caractère à lui
seul indiquerait une excitation du grand sympathique. On ne
saurait donc, par cela même qu'un sujet atteint de palpitations est anxieux, en conclure qu'il s'agit de la forme paralytique.

Friedreich Pelizaeus admet comme signe de cette dernière

cœur. Ainsi chez le chien, qui a le pouls normalement irrégulier, on voit
les pulsations devenir régulières.

Consulter sur la partie physiologique :

Arloing et R. Tripier, *Contribution à la physiologie des nerfs vagues*,
Arch. phys., 1871.

Dastre et Morat, *Recherches sur le rhythme cardiaque* (Société de
biologie, 1877).

F. Franck, *Innervation accélératoire du cœur* (trav. labor. de Marey,
tome IV. — *Sur les effets des excitations simultanées et successives
appliquées aux nerfs accélérateurs du cœur ; — Gaz. méd. de Paris*,
1879-1880.

Reynier, *Des nerfs du cœur*. Paris, 1880.

(1) G. Sée, *loc. cit.*, p. 156.

(2) Cité par Heinrich Schüle IN *Handbuch Ziemssen Geister krank*,
page 612.

la coexistence des désordres du côté du larynx et du cœur (1).

Pribram, qui a étudié les névroses du nerf vague, considère comme une preuve de sa paralysie l'apparition simultanée de l'accélération respiratoire et circulatoire et de la raucité de la voix. Il y a cependant des faits en contradiction avec cette dernière opinion. C'est ainsi que Huppert (2) a observé un cas où la paralysie du pneumogastrique se traduisait par la raucité de la voix, des bâillements, des renvois, de la douleur épigastrique, puis, bien entendu, par une accélération cardiaque extrême (216 puls.) ; tandis que la respiration restait normale à 26 mouvements par minute. Cette observation est bien plus conforme à ce qu'on note sur les animaux, auxquels on a sectionné successivement les deux pneumogastriques de manière à leur permettre de survivre quelques jours à l'expérience. Les nombreux tracés de Paul Bert démontrent d'une façon évidente qu'il y a ralentissement du rhythme respiratoire : l'expiration devient plus longue et est suivie souvent d'une pause.

Mais comme l'opération entraîne presque fatalement des lésions pulmonaires affectant le type habituel de la pneumonie catarrhale (3), on peut attribuer le désaccord que je viens de signaler à l'absence de toute lésion dans quelques cas et à leur extension plus ou moins grande dans les autres.

Quoi qu'il en soit, il me semble légitime d'admettre qu'il y a paralysie du pneumogastrique quand on trouve réunis les symptômes suivants : accélération du pouls, faiblesse de la pulsation, rhythme plutôt régulier, accélération de la respiration avec signes de congestion pulmonaire, altération de la voix.

Enfin, il est un autre signe qui, pour être indirect, n'en

---

(1) Pelizaeus, *Uber Vagus Laehmungen beim Menschen* (inaug. dissert. Wurburg, 1880).

(2) Max Huppert, *Reine Motilitats-Neurose des Herzens* (in *Berl. klin. Woch.*, 1874, p. 223.)

(3) Voir à ce sujet les *Leçons sur l'appareil vaso-moteur* de Vulpian, où ces faits sont discutés avec la précision et l'autorité bien connues du maître.

paraît pas moins précis, c'est l'influence de la digitale. Il est démontré que ce médicament exerce son action sur le cœur par le nerf pneumogastrique ou les nerfs d'arrêt qui en dépendent ; si donc la tachycardie cesse par son administration, c'est la preuve manifeste qu'elle avait sa source dans un affaiblissement du nerf pneumogastrique. C'est là un signe bien mis en évidence dans un excellent mémoire publié l'an dernier par un professeur de Bruxelles, Rommelaere (1), et auquel j'ai emprunté l'indication des travaux que je viens de mentionner.

Quant à l'accélération par excitation des nerfs cardiaques, l'expérience physiologique a démontré qu'elle a lieu quand se trouvent réalisées certaines conditions. « Il ne faut, dit M. Franck, ni fréquence du cœur exagérée au préalable, ni variations brusques de la pression sanguine, ni influences cérébrales, ni réflexes douloureux. L'accélération ne se manifeste pas quand on excite des filets excitateurs bien indépendants, si une cause d'excitation directe ou indirecte du pneumogastrique agit en même temps. » Cela donne à penser que les cas de tachycardie de cet ordre doivent être bien rares en pathologie. A quels signes cliniques pouvons-nous les reconnaître? Rommelaere est, à ma connaissance, le seul auteur qui ait fait une étude clinique un peu complète de cette forme d'accélération cardiaque. Voici les signes plus ou moins précis qu'il en donne :

L'excitation du grand sympathique amène l'accélération cardiaque sans altérer le rhythme respiratoire, alors que le pouls peut s'élever à 200.

La localisation prolongée des désordres du côté du cœur, sans retentissement sur la fonction pulmonaire, est de nature à faire remonter leur origine à une excitation du grand sympathique.

Un caractère qui permet d'établir une distinction entre les

(1) Rommelaere, *De l'accélération cardiaque extrême*. Bruxelles, 1883. Nous verrons plus loin (page 22 et 23) qu'il y a des réserves à faire sur la valeur absolue de ce signe.

deux ordres de symptômes est puisé dans l'action des médicaments. On est autorisé, par exemple, à conclure de l'inefficacité de la digitale à l'intégrité relative du pneumogastrique. C'est un frein qui ne parvient pas à enrayer l'action surexcitée du grand sympathique (1). L'accélération par irritation est, au contraire, modifiée par l'administration du café torréfié en infusion.

Rommelaere ne mentionne pas certains signes, qui me paraissent avoir autant d'importance et plus de certitude que les précédents. Je veux parler des désordres vaso-moteurs de la calorification, de la circulation, de la nutrition même qui doivent exister ; à moins d'admettre, ce qui me semble difficile, que l'excitation du grand sympathique ne porte que sur les nerfs cardiaques.

Quant aux palpitations et à l'accélération cardiaque d'origine réflexe, elles rentrent toujours dans l'un des cas précédents. Quel que soit le point de départ de l'excitation, d'après G. Sée (2), celle-ci se transmet par le grand sympathique ou par le pneumogastrique jusqu'au bulbe ; là, elle elle agit directement sur le noyau d'origine du nerf vague, et plus souvent, par l'intermédiaire du centre vaso-moteur, sur les vaisseaux qui alimentent le centre vague ; ceux-ci se contractent, et de là résulte la paralysie du nerf vague qui se produit toutes les fois que l'abord du sang dans le bulbe est troublé. Les signes cliniques de l'accélération réflexe se confondent donc avec ceux de l'accélération paralytique.

PATHOGÉNIE.

A quel groupe devons-nous rattacher les faits que nous avons décrits ? La pâleur des téguments, la sensation de froid, la réfrigération de la peau et surtout les troubles lo-

______

(1) Cette opinion est contraire à l'enseignement de la physiologie, qui, ainsi que nous le dirons plus loin, démontre péremptoirement la prédominance du système frénateur chez l'adulte.

(2) G. Sée, *loc. cit.*, 183.

caux de la circulation que nous avons indiqués, plaident en faveur d'une excitation du grand sympathique ; d'autant plus que les troubles de ce système de nerfs sont fréquents chez les femmes à l'âge de retour. Beaucoup se plaignent, comme on le sait, de vapeurs, de bouffées de chaleur au visage, qui devient tout à coup vultueux et couvert de sueur. D'autre part, la fonction respiratoire a continué à présenter son rhythme normal ; ce n'est que dans de violents paroxysmes ou dans les mouvements, qu'il devenait plus rapide ; mais je n'ai jamais vu de surcharge du système pulmonaire, jamais de toux, jamais de cyanose, et même, au plus fort des accès, les mouvements d'excursion du thorax paraissaient se faire sans effort. C'est encore là, d'après ce que nous avons exposé plus haut, un argument favorable à cette supposition que l'accélération cardiaque de nos sujets dépendait d'une excitation du grand sympathique. Malheureusement tout cet échafaudage paraît s'écrouler devant ce fait, capital d'après Rommelaere, que l'accélération du pouls et tous les accidents cédaient merveilleusement à l'emploi de la digitale, comme on voit disparaître sous son influence les troubles de l'innervation cardiaque dus à une paralysie du pneumogastrique. Il y a donc là un fait contradictoire, embarrassant au premier abord, mais qui, après réflexion, tourne à l'avantage de notre première conception.

En effet, divers physiologistes, et entre autres Dastre et Morat (1), ont montré par des expériences variées que le système modérateur l'emporte en puissance sur le système accélérateur. Si on les soumet simultanément à des excitations de même intensité, il y a ralentissement du cœur d'autant plus marqué que les excitants sont plus forts, tout en restant toujours égaux.

Cela posé, voici ce qui se passe. La modification de l'innervation provoquée par la ménopause se manifeste par une excitation du grand sympathique. Du côté du cœur, le système accélérateur étant seul excité, les battements cardia-

(1) Dastre et Morat, *Société de biologie*, 1880.

ques se précipitent. Si alors on fait intervenir la digitale, le système frénateur excité à son tour entre bientôt en jeu, et comme il dépasse en puissance son antagoniste, ce sont les effets de son excitation qui prédominent.

Nous admettons donc que la source de tous les accidents que nous avons décrits réside dans une modification de l'innervation du grand sympathique, et en particulier dans l'excitation des nerfs cardiaques.

Il nous reste à examiner comment la ménopause amène ces troubles de l'innervation. Pour cela il nous suffira de passer en revue les conditions cliniques bien connues où l'on voit se produire les palpitations, et de rechercher celles qui lui sont applicables. Nous pouvons affirmer tout de suite qu'aucune d'elles, prise isolément, n'est assez puissante pour donner la clef de la pathogénie complète des accidents. N'oublions pas que nos malades ont présenté tous les signes d'une maladie organique du cœur, avec œdème des membres inférieurs. Or, aucune de ces conditions, à elle seule, n'est capable d'aboutir à des troubles si profonds de la circulation. A-t-on jamais vu, par exemple, des palpitations chlorotiques, nerveuses ou réflexes, produire de l'œdème? Mais il est possible, et c'est là notre pensée, que la réunion de plusieurs de ces conditions sur le même sujet acquière assez de puissance pour le faire.

Or, la femme arrivée à la ménopause est un terrain admirablement préparé aux désordres nerveux de la circulation. Dans la dernière période de la fonction utérine, les femmes sont sujettes à des accidents névropathiques variés, elles ont une tendance aux idées noires, quelquefois même des troubles psychiques (1), car on a décrit la folie de la ménopause.

---

(1) La forme du délire, le plus souvent observée, est elle-même une preuve de l'excitation du grand sympathique. Les aliénistes admettent, en effet, que le délire mélancolique est sous la dépendance de cette cause.

M. Albert Carrier, dans un mémoire inédit sur les complications viscérales observées dans deux cas de paralysie générale avec délire mélancolique, a soutenu une idée analogue. Il pense que la localisation de cette

De là une première cause de palpitations, les palpitations nerveuses psychiques.

Celles qui ont eu des manifestations hystériques les voient revenir ou prendre plus d'intensité à ce moment; palpitations hystériques.

Nos malades n'avaient aucune prédisposition marquée au nervosisme, c'est vrai, mais elles n'en ont pas moins subi la loi commune; et les troubles nerveux sont restés bornés chez elles au domaine du système végétatif.

Quelques-unes souffrent de troubles profonds des fonctions digestives; elles ont de la dyspepsie, de la flatulence, des vomissements. De là une autre cause de palpitations, palpitations réflexes d'origine stomacale. Chez les sujets que nous avons observés, les troubles digestifs ne sont survenus que tardivement, à la suite du dépérissement produit par la répétition des accidents.

La palpitation réflexe peut avoir son point de départ dans l'utérus, même en l'absence de toute lésion grossière de cet organe. L'apparition ou le redoublement des accidents à l'approche des règles (1) est un fait que avons relevé chez toutes nos malades, et il ne laisse guère douter de la réalité de ce réflexe utérin qui ferait naître des palpitations, d'après le mécanisme que nous avons indiqué précédemment (p. 21).

D'autre part, ces malades se plaignaient, avons-nous dit, de sensation d'engourdissement, de pesanteur dans la région hypogastrique, et plusieurs fois nous avons noté, à ce niveau, un œdème local, qu'on ne peut expliquer que par un trouble de la circulation d'origine réflexe.

Le spasme général des vaisseaux se traduisant par la décoloration et la réfrigération des téguments amène une diminution de la *vis à tergo* et un ralentissement du cours du sang, source nouvelle de palpitations.

forme de délire, ainsi que l'origine cérébrale du grand sympathique, doit être placée dans des régions *psycho-végétatives* voisines de celles où siègent les lésions ordinaires de la paralysie générale.

(1) Je rappelle que l'affection a débuté chez toutes mes malades avant la disparition complète des règles.

Enfin, la ménopause se complique parfois d'une anémie profonde qui, tantôt résulte de métrorrhagies abondantes, arrivées dans les dernières apparitions des règles, tantôt s'accompagne, au contraire, d'aménorrhée, ce qui rapproche cette anémie de la chlorose de la puberté. C'est là une cause puissante de palpitations, qui s'ajoute à celles que je viens d'énumérer.

On peut résumer de la façon suivante la pathogénie des accidents. Par suite peut-être d'une prédisposition spéciale, créée par la ménopause, il y a en premier lieu une modification profonde de l'innervation du grand sympathique ; ou bien le point de départ de cette modification est une action réflexe, dont l'origine serait dans l'appareil sexuel. Quoi qu'il en soit, elle se traduit par une excitation des nerfs accélérateurs et par un spasme vasculaire.

A cet élément nerveux s'ajoute bientôt l'influence de l'anémie qui va contribuer dès lors à aggraver tous les désordres. Par l'aglobulie elle amène de l'accélération, elle augmente les palpitations, elle favorise l'infiltration des téguments ; par l'anémie du bulbe, elle accroît la dyspnée, et, faisant perdre de sa puissance au centre modérateur, elle laisse, pour ainsi dire, agir sans contre-poids l'excitation du système accélérateur. Ainsi se trouvent coalisées dans le même organisme les causes les plus puissantes, en dehors des lésions valvulaires qui peuvent bouleverser la fonction cardiaque. Les désordres qui résultent de cette coalition atteignent au maximum d'intensité, et ne sont comparables dans leur violence qu'à ceux qui dépendent d'une lésion anatomique ; faut-il s'étonner dès lors que la confusion entre cette forme nerveuse, fonctionnelle, et une maladie organique du cœur, soit inévitable pour tout observateur non prévenu ?

TRAITEMENT.

Pour terminer, il me reste à parler du traitement. Ce que j'ai à dire sur ce point se borne à peu de chose, puisque nous possédons dans la digitale un moyen héroïque pour combattre la maladie. Dans les premiers accès, j'emploie de préférence l'infusion de poudre de feuilles, donnant d'emblée, le premier jour, une dose assez forte de 0,50 de poudre. Les jours suivants, j'abaisse progressivement la dose de 0,40 à 0,30. Au bout d'une semaine, au plus, tous les accidents disparaissent.

La maladie étant de longue durée, constituée par une série de périodes paroxystiques, il arrive un moment où les malades se dégoûtent du médicament.

J'ai eu alors recours à l'extrait hydroalcoolique de convallaria maialis, à la dose de 1 gr. à 1 gr. 50. Ce médicament m'a donné des résultats bien moins satisfaisants, et presque toujours j'ai été obligé de revenir à la digitale, choisissant cette fois la formule du vin de Trousseau.

Contre les paroxysmes de la dyspnée, je me suis toujours bien trouvé des préparations opiacées et spécialement de la morphine.

Avec les deux médicaments *opium* et *digitale*, on est facilement maître des phénomènes les plus graves et on hâte le retour des périodes de rémission.

Pendant les rémissions, ce sont les indications générales de la médication tonique qui se présentent, je pense qu'il est inutile d'insister sur ce point.

Mais comme il importe de retarder le plus possible le retour des paroxysmes, il faut recommander aux malades le repos physique et moral, de fuir les émotions vives, d'éviter les marches prolongées et les simples ascensions d'escaliers, en un mot de s'abstenir de tout mouvement et de tout acte qui puissent exagérer l'activité cardiaque.

Si je n'étais tenu à beaucoup de réserve à cause du petit nombre d'observations que je possède, je pourrais dire que la puissance de la médication modifie favorablement le pronostic d'une affection dont les allures sont des plus menaçantes. J'espère que l'avenir ne démentira pas ce jugement.

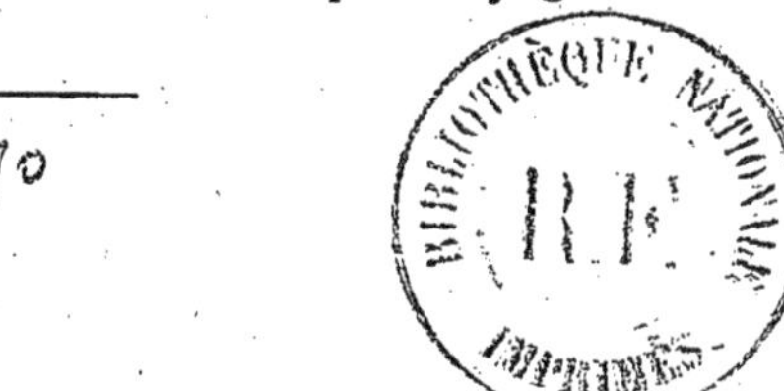

PUBLICATIONS DU MÊME AUTEUR

De l'hématinoptysie cristalline et amorphe. (*Journal de médecine de Lyon*, 1867.)

De la sclérose des centres nerveux. (*Id.*, 1863.)

Des accidents hémorrhagiques de la phthisie pulmonaire. (Th. doct., Paris, 1864.)

Étude sur la physiologie pathologique de la fièvre (In *Journal de médecine de Lyon*. 1868.)

Note sur un cas de tremblement simulant la paralysie agitante dans le cours d'une fièvre typhoïde. (*Lyon Médical*, 1869.)

Des tremblements consécutifs aux maladies aiguës. (Lyon, H. Georg, 1877.)

Note sur un cas d'amyotrophie secondaire. (*Lyon Médical*, 1871.)

Note sur les myélites d'après les travaux français. (Paris, Adrien Delahaye, 1875.)

Traitement de la variole par les bains froids. (Lyon, Georg, 1877.)

Appareil pour la réfrigération dans le traitement des maladies aiguës. (Association française pour l'avancement des sciences, août 1878.)

Conférences pratiques de médecine légale. (J.-B. Baillière, 1879.)

Quelques considérations critiques sur les taches de sang (en collaboration avec M. le professeur Cazeneuve). (Lyon, 1879.)

Nouveau signe d'identité professionnelle des ouvriers tireurs d'or. (Société de médecine de Lyon, 1879.)

Sur la valeur de la phlyctène gazeuse produite par l'action d'un corps en ignition sur la peau comme signe de la mort. (Sciences médicales, 1879.)

Observation d'hémoglobinurie intermittente (*Lyon Médical*, 1880.)

Du lavage de l'estomac avec l'appareil de Potain. (*Lyon Médical*, 1880.)

Raie méningitique avec œdème neuro-paralytique. (In *Revue mensuelle de médecine*, Paris, 1882.)

De la médication purgative. (Thèse d'agrégation, Paris, G. Masson, 1883.)

Lyon, Assoc. typ. — F. PLAN, rue de la Barre, 12.